Infecciones del tracto genital inferior

Enfermedad inflamatoria pélvica

Prefacio

La presente obra es el resultado de la revisión sistemática de bibliografía actualizada y de la propia experiencia profesional de los autores.

El Dr. José Martínez Más es enfermero, médico y actualmente, Residente de último año de la especialidad de Obstetricia y Ginecología en el Hospital Universitario Santa Lucía, de Cartagena, y ha sido colaborador docente en la Escuela Universitaria de Enfermería de Cartagena en cuatro cursos académicos y en la Universidad Católica San Antonio de Murcia desde el curso actual.

El Dr. Juan Pedro Martínez Cendán es especialista en Obstetricia y Ginecología y actualmente, es jefe de la Sección de Ginecología del Servicio de Obstetricia y Ginecología del Hospital Universitario Santa Lucía, de Cartagena, así como profesor de Ginecología y Obstetricia en la Universidad Católica San Antonio de Murcia, con una amplia experiencia docente y profesional en el campo de la Ginecología y la Obstetricia.

La Dra. Carmen Bernal Mañas es especialista en Anatomía Patológica, siendo en la actualidad facultativo especialista de área en el Hospital General Universitario de Elche, con una gran trayectoria profesional y científica que la avalan.

El Dr. Sebastián Ortiz Reina es especialista en Anatomía Patológica, formando parte del equipo de facultativos del Servicio de Anatomía Patológica del Complejo Hospitalario de Cartagena, concretamente, en el Hospital Universitario Santa María del Rosell, y también tiene una amplia experiencia docente Universitaria y en Formación Profesional.

El Dr. Manuel Remezal Solano es especialista en Anatomía Patológica y también en Obstetricia y Ginecología, siendo en la actualidad facultativo especialista de área en Obstetricia y Ginecología en el Hospital Clínico Universitario Virgen de la Arrixaca, de Murcia, y también es profesor de Ginecología y Obstetricia en la Universidad Católica San Antonio de Murcia, con una amplia experiencia docente y profesional en las disciplinas de Anatomía Patológica y en Obstetricia y Ginecología.

Este equipo de Doctores lleva varios años colaborando en labores de investigación, docencia y asistencia clínica a pacientes, dando lugar a la publicación de diversos artículos y trabajos científicos y médicos, así como revisiones de la evidencia científica actual, como la obra que nos ocupa. Esperamos que les sea de utilidad y la disfruten.

Muchas gracias.

1. Introducción y concepto

Las infecciones vulvovaginales son un motivo muy frecuente de consulta en Atención Primaria, Especializada y Urgencias Hospitalarias, llegando a representar el 20% de las consultas ginecológicas.

El 75% de las mujeres experimentan algún episodio de vulvovaginitis sintomática a lo largo de su vida y el 40-50%, al menos, un segundo episodio.

La vulvovaginitis candidiásica es la más prevalente en Europa y la segunda en USA, sólo superada por la vaginosis bacteriana.

La vulvovaginitis es la inflamación de la mucosa vaginal y de la piel vulvar. No siempre se afectan ambas áreas anatómicas de forma simultánea. Generalmente la causa es infecciosa (micosis, vaginosis y tricomoniasis) pero también puede ser de origen no infeccioso.

Clínicamente se caracteriza por:

- Signos: eritema, edema inflamatorio de piel y mucosas, aumento de secreción vaginal, en ocasiones maloliente.

- Síntomas: prurito, escozor o dolor (vulvodinia). Resultan más patentes en la vulvovaginitis candidiásica y tricomoniasis que en vaginosis bacteriana.

2. Microbiota vaginal y fisiopatología de las infecciones vulvovaginales

La microbiota vaginal es el conjunto de microorganismos que habitan en condiciones fisiológicas en la vagina. Se trata de un ecosistema complejo y dinámico hormonodependiente, con características propias y bien definidas, que se encuentra en equilibrio gracias a los mecanismos de defensa fisiológicos y a la microbiota natural existente en la vagina.

Hasta hace poco tiempo se mantenía la idea de que el feto intraútero, no era portador de microorganismos, en el momento actual, se ha demostrado la presencia de lactobacilos en líquido amniótico, sangre de cordón umbilical y meconio de niños sanos en los que las membranas amnióticas estaban íntegras.

El estado endocrino de la mujer condiciona microbiotas vaginales predominantes dependiendo de su edad y estado hormonal.

Las acciones de la microbiota vaginal dependen de los lactobacilos, los principales responsables del mantenimiento del ecosistema vaginal.

Sus principales mecanismos de acción dependen de que:

◻ Compiten con los hongos por los nutrientes disponibles.

◻ Bloquean receptores epiteliales para hongos mediante un sistema de coagregación.

◻ Generan sustancias como peróxido de hidrógeno, lactocinas y acidolinas, y son capaces de metabolizar la glucosa a ácido láctico, responsable de mantener el pH vaginal en rangos de acidez (entre 3,5-4,5), el cual representa el principal mecanismo de defensa frente a la colonización por patógenos.

◻ Potencian la respuesta inmune mediante la secreción de interleukinas como IL-8 e IL-10, las cuales son cruciales en el aclaramiento de las vulvovaginitis candidiásica.

Basado en estos mecanismos de acción y debido a que los tratamientos convencionales y las pautas establecidas han variado escasamente en las últimas décadas, recientemente se han introducido los probióticos, de administración vaginal y oral, como preventivos y coadyuvantes al tratamiento.

3. Vulvovaginitis candidiásica

3.1 Concepto

La vulvovaginitis candidiásica es una enfermedad inflamatoria de la vagina y vulva, producida por diferentes especies de hongos, fundamentalmente *Candida spp*, secundaria generalmente a condiciones fisiológicas alteradas que determinan disminución de la inmunidad local.

Aproximadamente el 25% de las vulvovaginitis infecciosas son candidiasis. *Candida albicans* es la responsable del 90% de los episodios de candidiasis vulvovaginal. Otras especies menos frecuentes, también denominadas no albicans, como *C. glabrata*, *C. tropicalis* y *C. krusei*, representan el 10% de las candidiasis y han registrado en los últimos tiempos un aumento en prevalencia y un incremento en la resistencia al tratamiento habitual.

El 20% de las mujeres asintomáticas en edad fértil tienen *Candida sp.* en la microbiota vaginal normal.

La vulvovaginitis candidiásica puede clasificarse cómo:

☐ Vulvovaginitis candidiásica no complicada.

☐ Vulvovaginitis candidiásica recurrente.

☐ Vulvovaginitis candidiásica por especies resistentes.

Se estima que el 75% de las mujeres padecerá al menos un episodio en el transcurso de su vida. El 10-20% de vulvovaginitis candidiásicas son complicadas, siendo consideradas como tales:

- la vulvovaginitis candidiásica recurrente (4 o más episodios en un año)

- la vulvovaginitis candidiásica causada por *Candida no albicans*

- la vulvovaginitis candidiásica en pacientes con diabetes no controlada

- la vulvovaginitis candidiásica en pacientes inmunodeprimidas

Existen factores desencadenantes como:

☐ Diabetes mellitus mal controlada, por lo que se recomienda el estudio del metabolismo de los carbohidratos en caso de vulvovaginitis candidiásica recurrente.

☐ Uso de antibióticos: durante y tras el tratamiento de antibióticos de amplio espectro (tetraciclinas, ampicilina, cefalosporinas) por desequilibrio de la microbiota normal.

☐ Enfermedades inmunodepresoras: VIH, lupus sistémico u otras.

Estas y alguna otra circunstancia pueden favorecer la multiplicación de este tipo de hongos que hasta entonces eran asintomáticos o la colonización de novo de la vulva y la vagina.

Cuando se produce algún cambio en la microbiota vaginal que favorece la proliferación de *Candida* dará lugar a unos síntomas muy característicos:

☐ Aumento de la secreción vaginal: blanquecina en grumos, aspecto de yogur.

☐ Prurito, disuria, dispareunia, sensación de escozor en genitales externos.

☐ Lesiones cutáneas en vulva y periné.

☐ Mucosa vaginal eritematosa con secreción blanca fácil de desprender.

3.2 Diagnóstico

La anamnesis tiene un papel destacado en el diagnóstico ya que, tanto la presencia de cualquier factor desencadenante del posible cambio de la microbiota que favorezca el crecimiento de las cándidas (por ejemplo la toma previa de antibióticos de amplio espectro), como la presencia de factores personales (antecedentes de diabetes o embarazo), así como la existencia de episodios previos de candidiasis puede ser muy orientativo.

El diagnóstico no debe basarse exclusivamente en los síntomas y debe realizarse una exploración minuciosa y exploraciones complementarias, ya que una de las causas más frecuentes del fallo terapéutico es un diagnóstico erróneo. Las principales pruebas complementarias en el diagnóstico de vulvovaginitis candidiásica son:

- **pH:** No suele variar con respecto al pH normal (4-4,5)

- **Frotis en fresco:**

   ☐ Con suero fisiológico al 0,9 %: se visualizan esporas o hifas (sensibilidad 50%)

   ☐ Tinción de Gram: se visualizan esporas e hifas (sensibilidad 65%)

   ☐ Con unas gotas de KOH: se ven levaduras en fase de esporas e hifas (sensibilidad 70%)

- **Cultivo vaginal -** Prueba confirmatoria

3.3 Tratamiento

El objetivo del tratamiento es aliviar los síntomas, por lo que se debe tratar a todas las mujeres sintomáticas.

La vulvovaginitis candidiásica no complicada tiene buenos resultados terapéuticos con tratamientos tópicos con derivados imidazólicos, poliénicos o piridinona de corta duración:

Antimicóticos tópicos

Imidazólicos

☐ Clotrimazol 2% crema vaginal 5 g / 24 horas, 7 días.

☐ Clotrimazol comprimido vaginal 100 mg / 12-24 horas, 3-7 días.

☐ Clotrimazol comprimido vaginal 500 mg / 24 horas, 1 día.

☐ Miconazol 2% crema vaginal 5 g / 24 horas, 14 días.

☐ Ketoconazol 400 mg óvulo vaginal / 24 horas, 3-5 días.

☐ Econazol 150 mg óvulo vaginal / 24 horas, 3 días.

☐ Fenticonazol 200 mg óvulo vaginal / 24 horas, 3 días.

☐ Fenticonazol 600 mg óvulo vaginal / 24 horas, 1 día.

☐ Sertaconazol 2% crema vaginal 5 g / 24 horas, 7 días.

☐ Sertaconazol 500 mg óvulo vaginal / 24 horas, 1 día.

Poliénicos

☐ Nistatina 100.000 U comprimido vaginal / 24 horas, 14 días.

Piridona

☐ Ciclopirox 1% 5 g / 24 horas, 7-14 días.

Antimicóticos sistémicos:

Triazólicos

☐ Fluconazol 150 mg / 24 horas, 1 día vía oral

☐ Itraconazol 200 mg /12 horas 1 día ó 200 mg / 24 horas, 3 días vía oral

Imidazólicos

☐ Ketoconazol 200 mg 2 comprimidos / 24 horas, 5 días vía oral

Embarazo:

☐ Clotrimazol 100 mg óvulo vaginal / 24 horas, durante 7 días o Miconazol

No parece existir diferencias relevantes entre ellos ni entre las distintas pautas de tratamiento. También se puede aplicar un tratamiento imidazólico oral de corta duración, aunque se recomienda reservar el tratamiento por vía oral para infecciones recurrentes o persistentes. La administración de probióticos como adyuvante al tratamiento ha demostrado en algunos estudios reducción de las recidivas.

Durante el embarazo deben evitarse tratamientos por vía oral. En el tratamiento con comprimidos vaginales durante las últimas 4-6 semanas del embarazo se recomienda prescindir del empleo del aplicador, introduciendo el comprimido directamente con el dedo, previo lavado cuidadoso de las manos.

4. Vaginosis bacteriana

4.1 Concepto

Frente a las vaginitis floridas, la vaginosis bacteriana presenta escasa sintomatología con un incremento de la secreción vaginal, que se hace más acuosa y maloliente.

La prevalencia es alta, aunque las cifras varían según las fuentes debido a la discreción sintomática y a la falta de especificidad de los criterios diagnósticos.

Se calcula que afecta al 8-30% de las mujeres sexualmente activas de los países industrializados.

La concepción de la vaginosis ha cambiado, pasando de considerarse una entidad monomicrobiana constituida por *Gardnerella vaginalis*, a polibacteriana sin componente inflamatorio, donde además, los responsables son comensales habituales de la vagina como gérmenes anaerobios Gram negativos, *Mobilincus*, bacilos Gram positivos como el *Atopium vaginae*, considerado comensal habitual de la vagina. La *Gardnerella* se identifica en el 10% de mujeres sin patología. Hay, no obstante, patrones generales de microbiota vaginal que tienden a diferenciarse entre mujeres con y sin vaginosis.

4.2 Fisiopatología

La vaginosis se entiende actualmente como una variante de la microbiota vaginal. En el nivel del ecosistema vaginal, el aumento de los estrógenos supone un incremento en la producción de glucosa por el epitelio, lo que constituye el sustrato para que los bacilos de Döderlein generen ácido láctico, denominados por eso lactobacilos, y reduzcan así el pH. Éste condiciona la población de la microbiota, de manera que, cuando está ácido, favorece la llegada de especies de lactobacilos intestinales que, además de ácido láctico, pueden producir péptidos antibacterianos denominados bacteriocinas y otras sustancias. El aumento de la secreción y del hedor se explica como producto de la actividad enzimática de la superpoblación bacteriana.

En la vaginosis hay un desvío de este patrón, con predominio de especies comensales, que aumentan de forma extraordinaria. No se sabe con exactitud qué lleva a desarrollar este desvío del equilibrio normal de la microbiota. Una hipótesis reciente la considera una forma natural de respuesta a la relación sexual, donde la mezcla del eyaculado y el trasudado vaginal generado en el coito elevan el pH en un intento de proteger a los espermatozoides de los efectos del ácido láctico. Este nuevo microambiente favorecería la proliferación de la Gardnerella vaginalis, que podría ser la puerta de entrada para el resto de elementos polimicrobianos.

Por otra parte, se admite que la vaginosis bacteriana aumenta con la promiscuidad o con la adquisición de un compañero sexual nuevo en el mes previo, tanto en relaciones heterosexuales como homosexuales. También aumenta con las duchas vaginales y con la concurrencia o existencia previa de infecciones bacterianas o virales de transmisión sexual. Se ha encontrado también mecanismos de transmisión sexual.

La vaginosis aumenta el riesgo de amnionitis, parto pretérmino, rotura prematura de membranas o infecciones post-aborto. También aumenta el riesgo de infecciones de transmisión sexual, bacterianas o virales.

4.3 Diagnóstico

Además de la anamnesis orientada a la identificación de síntomas como aumento de secreción, olor desagradable o sensación de irritación, el diagnóstico basa en la existencia de 3 de los 4 criterios de Amsell de diagnóstico de la vaginosis bacteriana:

- Secreción vaginal líquida y homogénea, cuyo color y cantidad pueden variar.

- Hedor de aminas (característico a pescado) al añadir gotas de solución de hidróxido potásico a un cristal portaobjetos con secreción vaginal.

- Presencia de células clave ("clue cells") al mirar por microscopio. Se estima que deben ser positivas más de un 20% de las células.

- pH vaginal superior a 4.5

Se estima que los criterios de Amsell permiten un diagnóstico correcto en el 90% de los casos de vaginosis en función de la proporción de Gardnerella, anaerobios y población microbiana global identificada en la extensión.

4.4 Tratamiento

En la vaginosis hay un desvío del patrón normal de la microbiota vaginal, con predominio de especies comensales, que aumentan de forma extraordinaria.

El potencial de recidiva es alto tras tratamiento antibiótico, a pesar de que éste se lleve a efecto con agentes anaerobicidas, como el metronidazol o la clindamicina. No obstante, el tratamiento recomendado en la vaginosis bacteriana es:

- Metronidazol 500 mg. cada 12 horas durante 7días por vía oral

- Metronidazol en gel al 0,75% aplicando 5 gr. al día durante 5 días por vía vaginal

- Clindamicina al 2% aplicando 5 gr al día durante 7 días por vía vaginal

En casos de resistencias se puede utilizar:

Tinidazol:

- 2 gr. al día durante 2 días por vía oral

- 1 gr. al día durante 5 días por vía oral

Clindamicina

- 300 mg cada 12 horas durante 7 días por vía oral

- óvulos de 100 mg al día durante 3 días por vía vaginal

Parte de esta resistencia se atribuyen al metronidazol y parte a la constitución de estructuras denominadas biopelículas, o *biofilm*. Los *biofilm* están presentes en una buena parte de la mucosa vaginal de las mujeres con vaginosis y se generan como resultado de la acumulación de masas de bacilos empaquetados, con muy escaso espacio entre sus membranas, sueltas o acumuladas sobre el propio epitelio. Las células clave serían fragmentos epiteliales descamados, cubiertos de este *biofilm*. La estructura del *biofilm* proporciona una cobertura frente a la acción antibiótica, lo que favorece la transformación de la vaginosis en una entidad crónica. También actúa como elemento de transmisión entre individuos habiéndose encontrado, por ejemplo, en semen de varones, en muestras criopreservadas, o en centrifugados de orina.

Nuevas formas terapéuticas que, como los probióticos, intentan reconstituir el patrón estándar de la microbiota, a partir del aporte de lactobacilos están cobrando interés. Así, en forma de producto liofilizado (cápsulas vaginales o tampones) los lactobacilos han demostrado eficacia tanto en la prevención como en el tratamiento de la vaginosis bacteriana y de muchas infecciones vaginales. Lo avalan algunos estudios clínicos y, en la actualidad se considera su papel en la prevención, como adyuvantes al tratamiento antibiótico o incluso como sustitutos del mismo.

5. Vulvovaginitis por tricomonas

5.1 Concepto

En una vulvovaginitis causada por *Trichomona vaginalis,* un protozoo unicelular flagelado parásito de la vagina que no forma parte de la microbiota vaginal normal.

Hasta hace unos años se afirmaba que era una infección de transmisión sexual con un elevado número de nuevos casos cada año. Sin embargo, los hallazgos clínicos de la última década demuestran que es una infección que está en franca disminución tanto en prevalencia como en incidencia, al menos en los países occidentales, manteniéndose estable en los países en desarrollo.

La infección se asocia con conductas de riesgo como nuevos o múltiples compañeros sexuales, con antecedentes de infección de transmisión sexual, con la prostitución y con mujeres adictas a drogas por vía parenteral.

5.2 Diagnóstico

Las manifestaciones clínicas son variables, siendo característicos el mal olor, la secreción vaginal más o menos abundante de color amarillo-verdosa y la irritación vulvar con prurito intenso vulvovaginal. Sin embargo, también puede ser asintomática.

El diagnóstico de sospecha es clínico y se confirma con el frotis en fresco, mediante observación al microscopio de la secreción vaginal, diluida en una gota de suero, lo que permite la visualización del parásito y su característico movimiento ondulante por el flagelo que posee. Este método tiene una sensibilidad del 60-70%, con una especificidad del 99-100%.

Otros métodos más precisos como el cultivo en medio de Diamond o Roiron mejoran la sensibilidad hasta un 80-90%, con una especificidad mayor del 99%, aunque tienen como inconveniente su falta de inmediatez.

Métodos más precisos y sofisticados como la PCR se realizan en seis horas y aumenta la sensibilidad a más de un 95%, con una especificidad del 99-100%, pero es extremadamente más cara.

5.3 Tratamiento

El tratamiento recomendado es con metronidazol a la dosis de 2 gr. en una sola dosis vía oral o bien tinidazol a la misma dosis y vía. Como régimen alternativo puede emplearse metronidazol 500 mg. cada 12 horas durante 7 días.

En ambos casos, se debe advertir a la paciente de la prohibición de consumir alcohol durante el tratamiento y hasta 24 horas tras su finalización en el caso de metronidazol, 72 horas si se emplea tinidazol.

Los tratamientos tópicos con metronidazol en forma de gel intravaginal, son considerablemente menos eficaces (<50%) que los tratamientos orales; ya que no se consiguen niveles terapéuticos suficientes ni en la uretra ni en las glándulas perivaginales.

Los compañeros sexuales deben ser tratados con similares regímenes proponiéndose abstinencia sexual hasta completar el tratamiento.

Los pacientes con alergia a nitroimidazoles (metronidazol y tinidazol) pueden ser tratados con otros tratamientos tópicos como el clotrimazol, pero con tasas de curación más bajas (menos del 50%).

La tricomoniasis vaginal se ha asociado durante el embarazo a situaciones como rotura prematura de membranas, parto pretérmino o bajo peso al nacer. El tratamiento de la mujer gestante es similar a la no gestante con preferencia por metronidazol ya que no ha sido establecida la seguridad del tinizadol en el embarazo. Durante la lactancia materna, la tricomoniasis vaginal puede ser tratada igualmente interrumpiendo las tomas hasta 12-24 horas desde la última dosis administrada. En el caso del tinidazol, el tiempo de interrupción de la lactancia materna debe ser de tres días tras la última dosis.

6. Prevención de la recidiva de las infecciones vulvovaginales

Se considera recidiva a la reaparición de una enfermedad después de un periodo considerado de curación. En el caso de las infecciones vaginales debemos distinguir esta situación de las persistencias de la infección con periodos de mejoría, atribuibles a tratamientos no eficaces.

En este aspecto la vulvovaginitis candidiásica, la vaginosis bacteriana y la tricomoniasis se comportan de forma distinta.

Se considera que una vulvovaginitis candidiásica es recidivante cuando la paciente presenta 4 o más episodios en un año y esto ocurre en aproximadamente el 40 a 45% de las mujeres que presentan un primer episodio de vaginitis micótica en algún momento de su vida. Entre los determinantes de la recidiva se han mencionado la contaminación a partir del reservorio digestivo o las contaminaciones cruzadas con la pareja, pero no han sido científicamente demostrados.

Por otra parte, un número no despreciable de mujeres se auto diagnostican y tratan a partir de sus experiencias anteriores sin que se haya probado la infección, hecho que complica y dificulta tanto el diagnóstico como el tratamiento.

6.1 Vulvovaginitis candidiásica recidivante

Actualmente se considera que en un porcentaje considerable de casos el tratamiento farmacológico con imidazoles no elimina la presencia del hongo en la vagina y este se desarrolla de nuevo cuando se dan condiciones ambientales favorables. Estas serían consecuencia tanto de factores exógenos como del estado de la propia microbiota vaginal y de sus condiciones físicas.

Entre las primeras incluiríamos las situaciones hiperglucémicas (diabetes I y II), el embarazo, el uso de anticonceptivos hormonales combinados, los geles espermicidas, las situaciones de inmunodeficiencia y los tratamientos previos con antibióticos de amplio espectro, en este último caso por eliminación o reducción significativa de la microbiota autóctona de la vagina.

En aproximadamente un tercio de vulvovaginitis candidiásica de repetición el germen causante no es una *Candida* del género *C. albicans, sino C. glabrata* o la *C. tropicalis, gérmenes* que son más resistentes a la mayoría de azoles usados en el tratamiento de esta entidad.

En caso de vulvovaginitis candidiásica recidivantes se aconseja prolongar el tratamiento oral durante 14 días y, en casos rebeldes, se puede pautar un tratamiento de mantenimiento con la administración periódica durante 6-12 meses.

Además, dados los elementos involucrados en la fisiopatología de las candidiasis, suele ser recomendable como primera medida optimizar las situaciones de riesgo: buen control glucémico en diabéticas, prevención ante los tratamientos de antibióticos de amplio espectro, etc.

Otras alternativas son:

- favorecer la recuperación de la biota vaginal con la administración de *lactobacillus* por vía vaginal durante 5-10 días y repetir el tratamiento tres meses consecutivos (intra o postmenstrual).

- la utilización de nistatina, antimicótico con bajas tasas de recurrencias que sólo se comercializa en forma de jarabe o de pomadas combinadas (p.e. Positón).

- la realización de duchas vaginales con ácido bórico a saturación en alcohol etílico de 50º.

- la utilización local de cloruro de decualinio, un agente antiinfeccioso y antiséptico perteneciente a la clase de compuestos cuaternarios de amonio. Su mecanismo de acción es el aumento en la permeabilidad de las células bacterianas y la pérdida subsiguiente de su actividad enzimática, lo cual finalmente trae como resultado la muerte de la célula bacteriana. En este sentido, el cloruro de decualinio presenta una actividad bactericida rápida.

6.2 Vaginosis bacteriana recidivante

La vaginosis bacteriana presenta también una alta tendencia a la recidiva. Se ha observado que hasta un 50% de las mujeres diagnosticadas presentan una segunda infección durante el primer año.

No se han podido establecer los factores de riesgo para estas recidivas no habiéndose observado relación con el estilo de higiene íntima, hábitos sexuales, tipo de anticonceptivo, frecuencia del sangrado o lavados vaginales. Tan solo se ha demostrado relación con el número de compañeros sexuales durante un periodo determinado.

Ante la recidiva se recomienda repetir el tratamiento. En los casos de posible resistencia al metronidazol una opción alternativa es la administración intravaginal de clindamicina.

Al igual que en el caso de las candidiasis redidivantes, por su mecanismo de acción, también esta indicado el uso de lactobacilos y de cloruro de decualinio.

6.3 Tricomoniasis recidivante

Los casos de recidiva de tricomoniasis suelen estar relacionados con el mal cumplimiento de la paciente o, mas frecuentemente, de la pareja al tratarse en este caso de una infección de transmisión sexual.

7. Vulvovaginitis no infecciosas

La causa más frecuente de vulvovaginitis no infecciosa es la atrofia genital asociada a disminución de estrógenos, propio de la peri y postmenopausia o de algunas situaciones presentes en la época fértil (puerperio y lactancia, quimioterapia, fármacos antiestrogénicos).

En otro sentido, las vulvitis alérgicas e irritativas, muy frecuentes en nuestro medio, requieren para su diagnóstico de una anamnesis detallada, preguntando por la historia personal o familiar de eccema psoriasis o diabetes así como por los tratamientos utilizados previamente. Debe valorarse la duración de los síntomas y posibles circunstancias desencadenantes, así como la localización de las molestias (internas o externas) y su posible relación con el ciclo. Como factores desencadenantes o coadyuvantes de estas vulvitis irritativas destacan especialmente:

- Jabones, detergentes (para lavado perineal o de la ropa interior)

- Rasurado, depilación

- Incontinencia urinaria o fecal

- Preservativos

- Cosméticos, papel higiénico, compresas perfumadas

- Ropa ajustada. Tejidos sintéticos

- Maceración debida a pobre aireación

- Fricción perineal (ejercicio, ciclismo, equitación)

- Humedad mantenida (sauna, piscina)

- Higiene defectuosa (por defecto o exceso)

Los síntomas son similares en las diferentes etiologías siendo los más frecuentes el escozor, dolor perineal, disuria por contacto y raramente, aumento de secreción vaginal.

Suele existir mayor componente vulvar que vaginal cuando es producida por el lavado perineal incorrecto (por defecto o por exceso), el uso de productos higiénicos inadecuados, o protectores sanitarios utilizados de manera continuada, siendo necesario investigar el posible irritante.

Los hallazgos clínicos varían en función de la causa. En la exploración debe realizarse un examen general de la piel, especialmente en zona de pliegues, y perineal, valorando la coloración, aspecto y extensión de la lesión. En algunas mujeres, a pesar de los síntomas, la vulva y la vagina tienen un aspecto normal mientras que en otras se identifica un grado variable de inflamación o irritación, acompañado de signos de excoriación por rascado. Es inusual la secreción vaginal aumentada y los cultivos muestran una flora normal o inespecífica.

En caso de duda, o de falta de respuesta terapéutica, la biopsia de la piel vulvar mediante un punch 3-4 mm. ayudará a precisar el diagnóstico.

El tratamiento consiste en evitar los agentes irritantes, junto con la adopción de medidas para el alivio de los síntomas. Los corticoesteroides tópicos son el tratamiento de elección inicial, recomendándose utilizar un corticoide tópico potente para aliviar los síntomas más rápidamente, pudiendo después pasar al uso de un corticoide más débil. Entre los corticoides tópicos más utilizados destacan, por orden creciente de potencia:

- Hidrocortisona al 1%

- Aceponato de metilprednisolona al 0,1%

- Dipropionato de betametasona 0,05%

- Clobetasol al 0,05%

La atrofia es rara con el uso durante un tiempo limitado de un corticoide potente. En cuanto a la galénica, los ungüentos son mejor tolerados que las cremas (producen menos picor).

Otros tratamientos son:

- estrógenos tópicos

- hidratantes

- doxepina (antidepresivo con acción antipruriginosa local) al 5% en emulsión (preparado magistral)

- tacrolimus monohidrato (Protopic, inmunomodulador) tópico

8. Cervicitis

8.1 Cervicitis por gonococo

La Neisseria gonorrhoeae o gonococo es un coco gramnegativo aerobio y frágil que suele agruparse en parejas, con el eje largo de su cuerpo en paralelo. Los gonococos muestran un alto grado de adaptación a su forma parasitaria de vida una gran capacidad para defenderse de los ataques terapéuticos humanos. Incialmente, todos los gonococos eran sensibles a las sulfonamidas, pero a los 10 años de su introducción casi todos se mostraron clínicamente resistentes a estos agentes. La resistencia a la penicilina, utilizada para reemplazar a las sulfonamidas, tardó mucho más tiempo en desarrollarse, pero ya existen algunos micoorganismos clínicamente resistentes y, además, son capaces de destruir el antibiótico produciendo una penicilasa. La resistencia a la eritromicina parece también aumentar con la resistencia inherente a la penicilina, a la tetraciclina y a otros antibióticos (ciprofloxacina).

La infección por este parásito exclusivamente humano tiene lugar por contacto directo. Los gonococos sólo pueden infectar por vía mucosa y, dado que son vulnerables a la desecación y a la oxidación, mueren relativamente pronto en el medio ambiente. Por este motivo, casi todas las infecciones son por transmisión sexual.

La mayor parte de las infecciones gonocócicas en ambos sexos no presenta ningún tipo de síntomas, de manera que existe una tasa de portadores asintomáticos del 50%.

En el varón, la forma de infección mas común es la uretritis aguda. Los síntomas son secreción uretral y, con frecuencia escozor y molestias con la micción. A veces la sintomatología es tan escasa que sólo presentan la llamada "gota de la mañana". En el momento de despertarse y, justamente antes de la micción, notarán unas pequeñas gotas de un material claro procedentes de la uretra.

En la mujer, el síntoma más habitual en caso de infección vaginal localizada es una secreción vaginal anómala y el lugar donde se aloja el gonococo es el canal endocervical. Cuando existe fundamentalmente secreción vaginal y se evalúa correctamente, se hace evidente que el exudado tiene su origen en el endocérvix y no por la mucosa vaginal. La extensión de esta infección a lo largo de las mucosas del tracto genital hacia las trompas de Falopio puede producir una enfermedad inflamatoria pélvica en el 15% de los casos.

La transmisión perinatal puede producirse durante el parto, ya sea a través del líquido amniótico infectado o directamente mediante el paso por el canal del parto. La infección de las mucosas, sobre todo la conjuntiva (oftalmía neonatorum), suele ser la presentación más frecuente.

El diagnóstico de laboratorio se basa en:

- Identificación bacteriológica del agente patógeno mediante frotis procedentes de la uretra, el cérvix, la vagina, el recto, las amígdalas (prácticas sexuales orogenitales). Tasa de fracasos del estudio en frotis hasta el 50%.

- Identificación por cultivo: Ningún medio de transporte puede asegurar el mantenimiento de los gonococos durante más de 24 horas, por lo cual el transporte al laboratorio debe ser muy rápido. Las muestras deben ser inoculadas en un medio selectivo, siendo clásico el Thayer-Martin que proporciona una máxima tasa de identificación. Los diplococos gram negativos positivos a la oxidasa que crecen en un medio selectivo y proceden del canal genital suelen ser gonococos.

- Identificación óptica por inmunofluorescencia.

- Identificación directa del antígeno gonocócico (RIA, reacción de inmunoensayo)

- Laparoscopia o punción del saco de Douglas en caso de gonorrea, para la obtención de material de examen y vaciado simultáneo de exudados.

El tratamiento de las infecciones gonocócicas debe tener en consideración:

- La existencia de cepas de gonococos productoras de betalactamasa resistentes a las penicilinas.

- La posibilidad de una infección mixta (clamidia, sífilis).

- La necesidad de un control bacterlológico de curación.

- La coexistencia de infecciones bajas no complicadas.

- Los compañeros sexuales deben ser tratados siempre, con la misma pauta.

- Deben evitarse los coitos no protegidos.

- Se recomienda asociar tratamiento eficaz contra la Chlamydia.

Las pautas de tratamiento más habituales son:

- Ceftriaxona, 125-250mg v.i.m (dosis única).

- Cefixima, 400 mg, v.o. (dosis única).

- Ciprofloxacina 500 mg v.o. (dosis única).

- Ofloxacina, 400 mg bv.o. (dosis única).

Se debe tener en cuenta que la administración de quinolonas está contraindicada en la gestación. Deben utilizarse las cefalosporinas y la espectinomicina en caso de alergias.

8.2 Cervicitis por clamidia

Se trata de una inflamación del cérvix y endocérvix por Chlamydia trachomatis.

Las endocervicitis por gonococo y Chlamydia presentan numerosas analogías epidemiológicas y clínicas. Están a menudo asociadas a Vulvovaginitis por Tricomonas, Mycoplasma o vaginosis bacteriana, lo que sugiere que las modificaciones del ecosistema bacteriano vaginal favorecen la aparición de endocervicitis.

En los países occidentales se ha observado en los últimos años, un incremento en la prevalencia, sobre todo en mujeres adolescentes y menores de 25 años. En USA se considera la más prevalerte de las enfermedades de transmisión sexual bacterianas, con 3 millones de nuevos casos al año; estimándose en un millón de mujeres afectadas, de las cuales unas 700.000 serían asintomáticas.

Las Chlamydias son un grupo de parásitos intracelulares obligados que se subdividen en tres especies: Chlamydia psittaci, que infecta principalmente pájaros, Chlamydia trachomatis y Chlamydia pneumoniae, ambos parásitos humanos. El ciclo de replicación dura 48 a 72 horas y empieza cuando la forma infecciosa, el cuerpo elemental llega a la superficie de la célula endocervical y se introduce en ella para convertirse en cuerpo reticular. Dentro de la vacuola intracelular, el cuerpo reticular sintetiza nuevo material, se divide y se condensa para formar el cuerpo elemental dentro de la vacuola, lo que forma el cuerpo de inclusión. Al final del ciclo, se rompe la vacuola y se liberan los cuerpos elementales infecciosos a nuevas células. El espectro clínico de Chlamydia trachomatis incluye: tracoma, uretritis, cervicitis, enfermedad inflamatoria pélvica, perihepatitis, linfogranuloma venéreo, así como conjuntivitis y neumonía neonatal.

Clínicamente hay que tener en cuenta que la Chlamydia trachomatis es un parásito específico de las células de la zona de transformación del endocérvix. El 70% de los casos puede ser asintomática. La sintomatología más típica es coitorragia, leucorrea, dispareunia y prurito. Es frecuente la afectación de la mucosa uretral lo que provoca síndrome miccional. La importancia de la cervicitis radica más en sus posibles complicaciones por el ascenso retrógrado de los patógenos cervicales que habitualmente provocan un cuadro agudo, endometritis, salpingitis y enfermedad inflamatoria pélvica y puede tener graves repercusiones tardías que afectan la capacidad reproductora de la mujer.

En pacientes embarazadas, la cervicitis por Chlamydia trachomatis se asocia a aborto, rotura prematura de membranas, parto pretérmino, retraso del crecimiento y muerte fetal.

Desde un punto de vista diagnóstico, esta enfermedad generalmente es asintomática por lo que se requiere de programas de cribado para controlar la transmisión. Para detectar la infección, se cuenta actualmente con:

- pruebas de amplificación de ácidos nucleicos (PCR), que posee gran sensibilidad y especificidad en muestras de orina y endocervicales. En USA se recomienda el cribado en mujeres menores de 25 años, y en mayores de 25 años que tienen varias parejas sexuales o que no usan regularmente métodos de barrera en sus relaciones.

- cultivo celular como método más específico, pero más lento. Las muestras pueden ser endocervicales, uretrales o de orina.

- en la colposcopia se puede observar un patrón de cervicitis. Lo ideal es explorar a la paciente en fase proliferativa. Para evaluar correctamente el flujo cervical hay que limpiar primero el cuello con algodón para eliminar las mezclas con la descamación vaginal. Después se comprimen los labios del cuello entre las valvas del espéculo para hacer salir el moco cervical, que será turbio o incluso claramente purulento, en lugar de ser en esta etapa del ciclo perfectamente limpio. Después del ácido acético, el cuello permanece rojo, es difícil reconocer la mucosa, y hay sangrado.

El tratamiento es curativo y previene la transmisión a las parejas y la transmisión vertical. De manera empírica, se trata también al gonococo. Las principales pautas de tratamiento son:

- Azitromicina 1gr vía oral en dosis única.

- Doxiciclina 100 mg/12h vía oral durante 7 días.

8.3 Cervicitis por micoplasma

Los micoplasmas son unos procariotas de pequeño tamaño, siendo los microorganismos más pequeños capaces de realizar una autorreplicación independiente. No se tiñen con la tinción de gram o de Giemsa.

En el tracto genital se pueden aislar cuatro cepas: Ureaplasma urealyticum, Micoplasma hominis, Micoplasma fermentans y Micoplasma genitalium. Al igual que otras enfermedades de transmisión sexual, la probabilidad de su presencia es proporcional al número de compañeros sexuales y no necesariamente se acompañan de clínica de infección. Se puede asociar a otros microorganismos causantes de cervicitis y vaginitis (Chlamydia trachomatis, gonococo, gardnerella). De hecho, se pueden aislar en la mayoría de mujeres con títulos de anticuerpos anticlamidia, hecho que dificulta la investigación del papel de cada microorganismo en los procesos clínicos.

Clínicamente las infecciones por micoplasma están implicadas tanto en infecciones del tracto genital inferior (cervicitis, bartholinitis, uretritis) como en la enfermedad inflamatoria pélvica y, al igual que en el caso de la Chlamydia trachomatis, se ha asociado a esterilidad, infertilidad y complicaciones obstétricas.

El tratamiento se basa en el hecho de que el Mycoplasma hominis es susceptible a tetraciclinas y a clindamicina, mientras que Ureaplasma uralyticum puede tratarse con eritromicina.

No obstante, la simple presencia de estos microorganismos en la vagina no requiere tratamiento.

Enfermedad inflamatoria pélvica.

1. Definición

Se entiende por enfermedad inflamatoria pélvica (EIP) la inflamación e infección del tracto genital superior en la mujer. Habitualmente afecta a las trompas de Falopio, ovarios y estructuras adyacentes y comprende una variedad de trastornos inflamatorios del tracto genital superior incluyendo combinaciones de endometritis, salpingitis, abscesos tubo-ováricos (ATO) y pelviperitonitis.

2. Factores de riesgo

- Edad inferior a 25 años

- Múltiples compañeros sexuales: se produce un aumento del riesgo de 4 veces.

- Enfermedades de transmisión sexual

- No utilización de métodos de barrera.

- Historia previa de EIP

- Dispositivos intrauterinos (DIU): Un meta-análisis que revisa los datos disponibles comunica un aumento del riesgo constante aunque con mucha dispersión y no significativo. Se considera que se relaciona más con la manipulación e instrumentación (3 meses posteriores a la inserción) que con el DIU en sí mismo. En mujeres sin factores de riesgo para EIP no se considera que aumente el riesgo.

3. Etiología

Se pueden distinguir dos fases de la enfermedad, en la primera se produce inflamación de tejidos blandos de la pelvis con implicación de gérmenes aerobios facultativos y en la segunda fase se pueden formar abscesos intra-abdominales con implicación de gérmenes anaerobios. Por todo ello al inicio la primoinfección por gérmenes de transmisión sexual sería monomicrobiana con lesión de la mucosa tubárica lo que la hace más susceptible de ser colonizada por gérmenes oportunistas del tracto genital inferior (fase polimicrobiana).

En la EIP los microorganismos ascienden a través de vagina y cérvix hasta el endometrio, trompas de Falopio y estructuras adyacentes. Los gérmenes más frecuentemente implicados son Chlamydia trachomatis y Neisseria gonorrhoeae juntamente con la flora aeróbica o anaeróbica vaginal.

El absceso tubo-ovárico es típicamente polimicrobiano con un progresivo paso de gérmenes facultativos a bacterias anaeróbicas a medida que progresa la enfermedad.

4. Clínica

El espectro clínico de la enfermedad varía desde el proceso asintomático hasta el compromiso vital. La condición clínica más frecuente de EIP es una paciente con dolor pélvico y escasa afectación del estado general ya que sólo un pequeño porcentaje de pacientes presentan formas pelviperitoníticas graves.

La infección del tracto genital inferior que precede al cuadro clínico puede pasar inadvertida o causar sólo ligeras molestias genitourinarias, ya que la cervicitis suele ser asintomática o producir leucorrea. La aparición de dolor pélvico es el primer síntoma indicativo de infección ascendente y suele localizarse en el abdomen inferior (hipogastrio o con extensión bilateral a ambas fosas ilíacas), de instauración subaguda, persistente y poco intenso. En los casos asociados a ETS el cuadro aparece con mayor frecuencia al final o en la semana posterior a la regla. La infección por Chlamydia trachomatis suele ser más indolente, clínicamente menos florida que la gonocócica pero con mayor grado de lesión residual tubárica.

El sangrado irregular aparece asimismo con mayor frecuencia en los casos de infección por clamidias. Según algunos autores ante la aparición "de novo" de metrorragias en una mujer joven sexualmente activa no usuaria de anticoncepción hormonal debemos descartar infección genital (endometritis) especialmente si coexiste con otros síntomas indolentes genitourinarios. La disuria puede presentarse en el 20% de casos asociándose con la detección de los mismos gérmenes en los cultivos urinarios.

La leucorrea se presenta aproximadamente en la mitad de los casos a menudo precediendo a la clínica de EIP aguda, como primera manifestación de una cervicitis y la dispareunia puede aparecer dentro de este contexto.

Clínicamente existe fiebre en el 50% de casos, a menudo en forma de febrícula que se incrementa conforme pasa el tiempo, a veces después de un coito o tras una exploración ginecológica, siendo más frecuente en las formas graves. Las náuseas y vómitos son infrecuentes, en general secundarias a infección grave con pelviperitonitis o afectación del tracto intestinal (periapendicitis) y puede existir asimismo clínica proctitis. El dolor localizado en el cuadrante abdominal superior derecho, que aparece en un 1-10% de casos de EIP aguda, puede reflejar perihepatitis y en algunas ocasiones puede ser el síntoma principal y motivo de consulta.

En la práctica clínica debemos descartar la existencia de EIP cuando en una mujer sexualmente activa se presenta dolor pélvico acompañado de fiebre y leucorrea. La gravedad de las secuelas de este proceso justifica que esté sobre diagnosticada y tratada precozmente especialmente en nulíparas.

5. Estadificación clínica

Existen diversos clasificaciones pero la más utilizada es la de Monif de 1982 (19) que aunque es un tanto arbitraria y limitada permite establecer la gravedad y el pronóstico de la infección y orientar las pautas terapéuticas.

Estadio I: salpingitis aguda sin pelviperitonitis. Es la forma de infección más leve que es mucho más prevalente de lo generalmente aceptado. El diagnóstico es difícil de establecer por lo inespecífico de los síntomas, signos y exploraciones complementarias por lo que exige un alto índice de sospecha.

Estadio II: salpingitis aguda con pelviperitonitis. El diagnóstico es más fácil porque se trata de pacientes con buen estado general y sintomatología inicial. No se detectan masas en la exploración pélvica y existe hiperemia de la superficie tubárica, edema y exudado tubárico.

Estadio III: salpingitis con formación de abscesos tubo-ováricos. Se trata de una forma severa que se presenta en el 3-4% de casos de EIP y en el 45% de las pacientes que requieren ingreso por EIP. Cuando las trompas infectadas se ocluyen el moco y el pus llenan la cavidad y se produce el piosalpinx (fase aguda) o el hidrosalpinx (fase crónica). Si la trompa no se ocluye totalmente los patógenos se extienden a través de la cavidad abdominal invadiendo el ovario formando el complejo tubo-ovárico. Si no se realiza tratamiento o no es adecuado el proceso infeccioso puede evolucionar a la fase más severa que es el absceso tubo-ovárico.

Estadio IV: rotura de absceso tubo-ovárico. Es un cuadro clínico muy grave en el cual se ha producido después de la ruptura tubárico y/o del complejo tubo-ovárico una extensión del proceso fuera de la pelvis con afectación de toda la cavidad abdominal, dando lugar a una peritonitis generalizada. El pronóstico funcional es muy malo siendo lo importante el diagnóstico precoz para evitar la muerte de la paciente.

6. Cuadros clínicos atípicos

EIP silente. Existe evidencia epidemiológica entorno a lo que podríamos denominar "epidemia" de EIP silente que corre cuando menos paralela a las formas clínicas descritas y con secuelas parecidas sobre la fertilidad. Más de la mitad de las mujeres con signos de lesión tubárica postinfecciosa como oclusión tubárica, hidrosalpinx, infertilidad, o embarazo ectópico no tienen historia de EIP clínica lo que sugiere que las formas silentes pueden producir lesión tubárica permanente.

Perihepatitis o síndrome de Fitz-Hugh-Curtis. La perihepatitis asociada a EIP fue descrita en 1920 por Stajano y consiste en la presencia de dolor agudo en hipocondrio derecho asociado a salpingitis. Normalmente los signos y síntomas de la enfermedad van precedidos por el inicio de la EIP pero también pueden presentarse antes de que los signos de la infección genital sean aparentes. Por ello el diagnóstico diferencial con la colecistitis aguda o la pleuritis puede ser difícil. Clínicamente se producen adherencias en "cuerda de violín" entre la superficie hepática y la pared abdominal y bases diafragmáticas cuyo diagnóstico puede hacerse durante la laparoscopia, por ello se recomienda la visualización de toda la cavidad abdominal en casos de EIP. Aunque desconocemos el mecanismo la diseminación de los gérmenes hasta la superficie hepática podría producirse por contiguidad o a través de las vías linfáticas o hemática.

7. Exploración

La inspección abdominal puede encontrarse cierto grado de distensión y puede existir un signo de Blumberg positivo. Si la palpación abdominal provoca dolor en hipocondrio derecho puede ser reflejo de una perihepatitis fibrinosa (síndrome de Fitz-Hugh-Curtis).

La exploración genital debe iniciarse por una inspección de genitales externos, pudiendo detectar estigmas de ETS (úlceras, vesículas, condilomas). Mediante la especuloscopia valoraremos vagina y cérvix, objetivando signos de inflamación, presencia de leucorrea y en ocasiones salida de exudado por el orificio cervical externo (espontánea o tras presionar ligeramente con el espéculo) procediendo en ese momento a la recogida de muestras endocervical y vaginal que servirán para realizar tinción de gram, frotis en fresco y cultivos microbiológicos.

La exploración combinada abdominovaginal puede provocar dolor a la movilización cervical y a la presión del Douglas aunque en ocasiones no obtendremos información de la exploración debido a la defensa muscular que puede ofrecer la paciente. La palpación de los anejos es dolorosa y se pueden palpar engrosados, fijos y muy sensibles a la presión ejercida sobre ellos. En los casos en que el proceso haya evolucionado hacia un absceso tubo-ovárico será posible delimitar en una o ambas zonas anexiales una tumoración irregular mal delimitada, próxima al útero, dolorosa y totalmente fija.

8. Exploraciones complementarias

En el hemograma podemos encontrar una leucocitosis (superior a 10.000/mm3) en más del 50% de casos y puede detectarse un aumento de la VSG y de proteína C en más del 70% de pacientes con EIP. El aumento de proteína C puede además sernos de utilidad para valorar el grado de severidad de la enfermedad.

En el frotis vaginal la presencia de leucocitos no tiene valor diagnóstico pero su ausencia es un dato importante ya que un frotis vaginal con flora normal nos excluye con alta probabilidad un cuadro de EIP de inicio reciente. Uno de los datos más importantes en el diagnóstico es la detección de gérmenes patógenos por lo que se recomienda realizar en la exploración inicial un frotis en fresco vaginal y un estudio endocervical. Se solicita una tinción de gram endocervical que nos puede dar información sobre la existencia de diplococos gram negativos intracelulares, que nos indica alta probabilidad de cervicitis por Neisseria gonorrhoeae pero que debe ser confirmado por cultivo específico o por una técnica específica de detección de DNA. Los cultivos endocervicales además nos proporcionan información sobre la existencia de otros patógenos facultativos y anaerobios, a la vez que la sensibilidad antibiótica. El cultivo celular para Chlamydia trachomatis ha sido considerado durante años como la técnica más sensible pero ha sido desplazada por las técnicas de PCR con mayor sensibilidad y especificidad. Puede realizase asimismo por técnicas de inmunofluorescencia o enzimo-inmunoanálisis que aunque poseen menos sensibilidad tienen un alto valor predictivo y son técnicas asequibles a la mayoría de laboratorios y con un menor coste económico.

El estudio microbiológico del material obtenido a través del aspirado endometrial no se incluye en la mayoría de protocolos ya que su realización es dolorosa en la paciente con un cuadro infeccioso agudo y por otra parte el valor es controvertido ya que aunque utilizemos un catéter de triple luz el material debe pasar a través del cérvix contaminado. La obtención de líquido intraperitoneal a través de una culdocentesis puede resultar útil en casos de enfermedad grave pero es asimismo dolorosa por lo que está en desuso.

Ecografía

La ecografía transvaginal es una exploración fundamental en pacientes que consultan por dolor pélvico agudo. En una paciente con sospecha de EIP la ecografía es necesaria para realizar el diagnóstico diferencial de una masa pélvica (absceso tubo-ovárico, embarazo ectópico, quistes de ovario etc.) y para valorar anomalías como la existencia de líquido libre en Douglas pudiendo detectar anomalías en el 70% de casos.

En los casos de EIP leve la ecografía suele ser normal y en estadios más avanzados se pueden observar engrosamientos anexiales, dilataciones tubáricas, exudado peritoneal y abscesos pélvicos con una seguridad diagnóstica del 95% aunque para algunos autores estos hallazgos no son específicos.

Resonancia magnética

Es una técnica que puede ser útil en casos de dudas diagnósticas pero que posee un elevado coste económico.

Laparoscopia

El diagnóstico de EIP ha estado siempre dificultado por la escasa especificidad y sensibilidad de la exploración clínica ya que Jacobson en 1969 realizando laparocopia a todas las mujeres con diagnóstico clínico de la enfermedad la confirmó en el 65% de casos. La laparoscopia ha sido considerada por ello como el "gold standard" en el diagnóstico de la EIP ya que además de confirmar el diagnóstico nos permite realizar un estudio exhaustivo de la cavidad abdominal y descartar las formas clínicas de perihepatitis y realizar estadificación clínica. Podemos además realizar estudio microbiológico de cavidad abdominal y de las trompas, así como biopsia tubárica en casos seleccionados para estudio microbiológico y patológico. El aspecto más novedoso es la posibilidad de tratamiento quirúrgico perlaparoscópico.

Biopsia endometrial

Esta técnica nos permite realizar estudio patológico endometrial descartando la existencia de endo- metritis.

9. Diagnóstico

La existencia de dolor pélvico generalizado, leucorrea, coitalgia y fiebre nos debe orientar hacia la EIP especialmente si se asocia en la exploración clínica con dolor a la movilización cervical y anexial en una paciente con factores de riesgo.

Para el diagnóstico clínico se han utilizado clásicamente los criterios de Hager de 1983 requirién- dose para el diagnóstico la existencia de dolor a la palpación abdominal, dolor a la movilización cervical y dolor a la exploración anexial y algunos de los siguientes:

- leucocitosis,

- VSG superior a 15 en la 1ª hora,

- fiebre superior a 38ºC,

- obtención de líquido purulento del fondo de saco de Douglas,

- absceso pélvico ecográfico

- y/o detección de Neisseria gonorrhoeae y/o Chlamydia trachomatis en el endocérvix.

Diagnóstico diferencial

- La apendicitis aguda

- El embarazo ectópico

- El quiste de ovario torsionado

- Otras patologías más infrecuentes que pueden simular una EIP son la perforación de un divertículo de Meckel, la trombosis venosa mesentérica y el síndrome del shock tóxico.

10. Tratamiento

El tratamiento de la EIP tiene como primer objetivo la erradicación de los gérmenes causantes de la infección mediante una correcta cobertura antibiótica por lo que debemos efectuar un tratamiento empírico inicial. Este tratamiento debe tener en cuenta la etiología polimicrobiana de la enfermedad con implicación de Neisseria gonorrhoeae, Chlamydia trachomatis, cocos gram positivos, bacilos gram negativos y germenes anerobios. Con respecto al gonococo debemos recordar la presencia de cepas productoras de beta-lactamasas. El planteamiento del tratamiento empírico inicial ha de tener inicialmente en cuenta los patógenos más frecuentemente implicados localmente así como los patrones de susceptibilidad microbiana

En los casos de EIP asociada a DIU el tema de la retirada del dispositivo en el momento del diagnóstico es controvertido y para algunos autores sólo debería retirarse en los casos de infección severa. Pero se encuentra que la retirada del DIU mejora de manera significativa la respuesta al tratamiento en las formas leves y moderadas. En los casos de absceso tubo-ovárico la respuesta clínica es peor que en las formas iniciales.

Por tanto el tratamiento antibiótico de la EIP debe ser empírico, de amplio espectro, precoz y ha de tener en cuenta la biodisponibilidad, el coste y la susceptibilidad antimicrobiana.

La eficacia del tratamiento médico se evalúa por la evolución de la respuesta clínica, por la eliminación de los gérmenes, por la tasa de recidivas o recurrencias y por las secuelas, por lo que el seguimiento debería realizarse durante años no limitándose al episodio actual, lo que muchas veces es muy difícil por las características de la población de riesgo.

Los criterios más actuales son de ingreso en casos de EIP severa y/o con absceso tubo-ovárico.

Tratamiento antibiótico hospitalario

Las pautas actuales de tratamiento hospitalario son las asociaciones cefoxitina-doxiciclina y clinda- micina-gentamicina.

La asociación cefoxitina-doxiciclina es eficaz en la práctica clínica a pesar de ser dos fármacos antagónicos. La cefoxitina es un antibiótico betalactámico, que deriva de la cefamicina C, activo frente a Neisseria gonorrhoeae incluyendo la mayoría de cepas pro- ductoras de betalactamasa y con actividad frente al 90% de cepas de Bacteroides fragilis. Su asociación con doxiciclina logra un efecto potenciador sobre el gonococo y una amplia cobertura de Chlamydia trachomatis con lo que evitamos las recaídas-recidivas de la enfermedad. La dosis recomendada de cefoxitina es de 2 g/ 6-8 horas IV asociado a 100 mg/12 horas de doxiciclina IV. Debido al dolor que se produce con la infusión endovenosa de doxiciclina puede administrarse la misma dosis por vía oral si la paciente lo tolera. El tratamiento debe ir seguido de doxiciclina oral 100 mg/12 horas hasta completar 14 días de tratamiento. Para algunos autores a la doxiciclina debe añadirse metronidazol oral (400 mg/12 horas). Esta asociación es de elección cuando se sospecha una enfermedad de transmisión sexual.

La segunda opción consiste en clindamicina-gentamicina que son dos fármacos sinergicos que tie- nen actividad sobre gonococo (aunque si producen betalactamasa su actividad es subóptima), Chlamydia trachomatis, gérmenes anaerobios, gérmenes gram negativos aerobios y gram positivos aero- bios. Es el tratamiento de elección cuando creamos que los gérmenes son anaerobios o exista un absceso tubo-ovárico por la gran actividad anaerobicida de la clindamicina. La pauta es de 900 mg IV de clindamicina/8 horas asociado a gentamicina IV 2 mg/kg de peso inicialmente, seguido de 1,5 mg/kg/8 horas. La gentamicina puede sustituirse por una única dosis de 7 mg/Kg de peso ya que existe experiencia en otras situaciones análogas. El uso de gentamicina obliga a la monitorización de la función renal. El tratamiento debe ir seguido de clindamicina oral (450 mg /6 horas hasta completar 14 días) o doxiciclina oral 100 mg/12 horas asociada a metronidazol 400 mg /12 horas hasta completar el tratamiento. En los casos de absceso tubo-ovárico si se ha utilizado cefoxitina- doxiciclina se aconseja seguir con doxiciclina oral asociando metronidazol por su mayor cobertura sobre los gérmenes anaerobios.

Tratamiento ambulatorio

Puede utilizarse en los estadios clínicos I y II con los mismos resultados. Los antibióticos seleccionados para el tratamiento ambulatorio deben ser asimismo activos frente a los gérmenes implicados y ser de fácil dosificación. La paciente debería permanecer en reposo y ser valorada nuevamente a las 48-72 horas desde el inicio del tratamiento procediendo a su ingreso si no existe mejoría clínica y a valorar la posibilidad de laparoscopia diagnóstica en casos de duda o de mala evolución del cuadro clínico.

La primera opción es ofloxacina oral 400 mg/12 horas o levofloxacina oral 500 mg/día a dosis úni- ca durante 14 días. Se puede asociar metronidazol oral 500 mg/12 horas los 14 días para aumentar el espectro anaerobicida. Esta pauta es la de elección en pacientes alérgicas a la penicilina y/o derivados.

La segunda opción se basa en las cefalosporinas y puede realizarse con ceftriaxona IM 250 mg/dosis única o cefoxitina IM 2 g/dosis única simultáneamente con 1 g de probenecid oral. Aunque la cefoxitina tiene una mayor actividad frente a los gérmenes anaerobios con ceftriaxona conseguimos mayor actividad frente al gonococo. Debemos asociar doxiciclina oral 100 mg/12 horas y puede añadirse metronidazol oral 400 mg/12 horas hasta completar los 14 días de tratamiento.

Tratamiento quirúrgico

La introducción del tratamiento antibiótico en la EIP supuso una drástica disminución de las intervenciones quirúrgicas realizadas ya que se produce mejoría del cuadro clínico infeccioso en la mayoría de ATO especialmente si son unilaterales y menores de 8 cm. Sin embargo algunos autores han continuado realizando desbridamiento de los abscesos simultáneamente con la terapia médica. El problema se plantea cuando después de iniciado el tratamiento antibiótico no existe mejoría clínica. El fallo en el tratamiento se define por: persistencia de la fiebre y/o de la leucocitosis, aumento del tamaño del ATO y sospecha de ruptura del absceso.

Las técnicas quirúrgicas utilizadas en el tratamiento de la EIP han sido: colpotomía posterior, drenaje extraperitoneal, drenaje transabdominal, anexectomía unilateral e histerectomía con o sin anexectomía.

La colpotomía posterior ha sido utilizada ampliamente pero presenta una alta tasa de complicaciones especialmente intestinales y la única indicación actual es cuando el absceso está adherido al peritoneo pélvico y diseca el tercio superior del tabique rectovaginal detectando un gran abombamiento en Douglas.

El drenaje percutáneo de los abscesos intra-abdominales guiado por TAC o por ecografía puede ser una alternativa al tratamiento quirúrgico especialmente si insertamos un catéter para desbrida- miento aunque existe asimismo la posibilidad de lesión accidental intestinal, vesical o de grandes vasos. A pesar de ello es considerada como una técnica menos invasiva y con alta eficacia.

En los casos de fallo del tratamiento médico está indicado el tratamiento quirúrgico que presenta dificultad por la pérdida de las estructuras y planos anatómicos con posibilidad de lesiones vesicales, intestinales y ureterales. Por ello la tendencia es a efectuar la mínima cirugía posible para extirpar el foco infeccioso realizando anexectomía siempre que sea posible y evitar la histerectomía ya que la ocupación del Douglas y tabique rectovaginal aumenta el riesgo quirúrgico y la morbilidad postoperatoria. El grado de dificultad va a estar en función del grado de afectación peritoneal y de la severidad de las adherencias así como de la posibilidad de que el foco infeccioso englobe las estructuras pélvicas.

El Royal College recomienda que el tratamiento quirúrgico debe tenerse en cuenta en casos severos o cuando existe clara evidencia de absceso pélvico.

La sospecha de rotura de ATO merece especial consideración ya que se trata de un cuadro agudo que pone en peligro la vida de la paciente. La forma de presentación más frecuente es el cuadro de abdomen agudo que progresa en pocas horas a un shock séptico. En estos casos se debe estabilizar a la paciente con medidas generales e iniciar el tratamiento antibiótico mientras se prepara la intervención. La laparotomía es para muchos autores la opción más adecuada y teniendo en cuenta los principios quirúrgicos se procederá a eliminar el foco infeccioso por lo que en ocasiones la cirugía puede ser dificultosa. Se recomienda de todas maneras ser conservador una vez eliminado el principal foco de infección y la trompa afectada. Aunque en manos expertas el cuadro podría solucionarse por vía laparoscópica, en ocasiones la contraindicación para la endoscopia es anestésica por la patología respiratoria asociada al shock.

Tratamiento endoscópico

El avance de la laparoscopia en los últimos años ha hecho que se convierta en una técnica funda- mental en el diagnóstico y en la estadificación de la EIP pero además nos ofrece la posibilidad de realizar endoscopia quirúrgica por medio de una serie de procedimientos que nos permitirían abreviar y mejorar la evolución natural de la enfermedad. Los procedimientos quirúrgicos que podemos realizar durante la laparoscopia son: liberación de adherencias, drenaje de los abscesos, extirpación de la enfermedad y lavados peritoneales.

En los casos de adherencias perihepáticas se ha descrito mejoría del cuadro clínico al liberarlas mediante láser o ultracisión.

El drenaje de los abscesos es un principio quirúrgico pero no siempre puede realizarse en el ATO ya que va a depender de la localización y fijación de la trompa, ovario e intestinos.

Son diversos los procedimientos que podemos realizar laparoscópicamente pero el más frecuente es la apertura de la trompa cerca de la fimbria con aspiración del contenido purulento y posteriores lavados. Puede efectuarse coagulación de los bordes de la incisión en casos de sangrado aunque se va a producir lesión de la mucosa tubárica en casos de tratamiento conservador.

En los casos de ATO deberemos conseguir la movilización para lograr la identificación anatómica y posteriormente excisión del material necrótico y apertura de la trompa y de la zona ovárica afectada. Para efectuar estas maniobras la disección acuosa es de gran utilidad poniendo a tensión las estructuras afectadas y mejorando progresivamente la visión. En ocasiones por la gravedad del cuadro no podemos efectuar un tratamiento conservador y deberemos recurrir a realizar salpinguectomía u ooforectomía.

Uno de los temas más controvertidos es si debería realizarse laparoscopia quirúrgica inicial en casos de gravedad y ATO o si solamente debemos realizar el tratamiento endoscópico si no existe respuesta al tratamiento antibiótico.

Como conclusión del tratamiento quirúrgico recomendamos que en los casos de duda diagnóstica se efectúe laparoscopia inicialmente y al confirmarse la EIP realizaremos los procedimientos referidos. Cuando se efectúe tratamiento antibiótico inicial y se produzca fallo de tratamiento después de 48-72 horas recomendamos endoscopia quirúrgica.

11. Secuelas

Las enfermedades, sea cual fuere su naturaleza causal y su duración, siempre dejan una huella en el organismo. El concepto de secuela es hoy día más amplio y profundo que en la medicina clásica ya que sabemos que aunque no queden lesiones aparentes en los órganos existe una afectación más o menos profunda de los equilibrios enzimáticos y estructuras celulares. Con ello el concepto de lesión residual lesional no sólo queda limitado a la existencia de procesos cicatriciales reparadores sino también a su modalidad reactiva, cambio de sensibilidad y diferente calidad de intensidad de la respuesta, en multitud de circunstancias.

Las secuelas más frecuentes de la EIP son la esterilidad de origen tubárico, el embarazo ectópico y el dolor pélvico crónico.

Esterilidad

Se acepta de forma unánime que la esterilidad tubárica es una consecuencia directa de la EIP y su complicación grave más frecuente.

El riesgo más específico, como es la destrucción tubárica secundario a un proceso infeccioso, au- menta notablemente con el número de infecciones, la duración y la severidad de cada infección y el retraso en instaurar un tratamiento adecuado.

La secuela más sencilla es un engrosamiento y estrechamiento de la trompa pero también pueden producirse obliteraciones que darán lugar a una esterilidad si el proceso es bilateral. Es frecuente en el caso de infección gonocócica la fijación anexial secundaria a adherencias extensas.

Embarazo ectópico

La gestación extrauterina es una de las secuelas más graves de la salpingitis aguda.

Cada vez se le concede un papel más importante en el desarrollo de las secuelas reproductivas a las EIP silentes causadas por Chlamydia trachomatis, responsable de la mayoría de casos de infertilidad tubárica y embarazo ectópico.

Dolor pélvico crónico

Se define como "el dolor que persiste al menos 6 meses en la misma localización y se asocia generalmente a patología orgánica".

No todas las adherencias visibles en pacientes con este cuadro clínico están en relación directa con el mismo, sino sólo aquéllas que limitan la distensión o movilidad de un órgano pélvico, aunque existen otros probables mecanismos como la implicación de ramas nerviosas contiguas o reacciones inflamatorias locales.

Bibliografía y lecturas recomendadas

Centers for Disease Control and Prevention (CDC). Pelvic Inflammatory Disease (PID). http://www.cdc.gov/std/pid/stats.htm

Centers for Disease Control and Prevention. Sexually Transmitted Disease Surveillance 2013. Atlanta: U.S. Department of Health and Human Services; 2014. http://www.cdc.gov/std/stats13/default.htm.

HIV and Sexually Transmitted Infections Department. STI diagnoses and rates in England by gender, 2004-2013. Public Health England, 2014. https://www.gov.uk/government/uploads/system/uploads/attachment_data/file/340430/T able_1_STI_diagnoses_and_rates_in_England_by_gender.pdf.

United States Preventive Services Task Force (USPSTF). http://www.uspreventiveservicestaskforce.org/Page/Name/tools-and-resources-for-better-preventive-care.

Brunham RC, Gottlieb SL, Paavonen J. Pelvic inflammatory disease. N Engl J Med 2015; 372:2039.

Ross J, Judlin P, Jensen J, International Union against sexually transmitted infections. 2012 European guideline for the management of pelvic inflammatory disease. Int J STD AIDS 2014; 25:1.

Ross JDC, McCarthy J. UK National Guideline for the Management of PID. 2011. http://www.bashh.org/guidelines.

Korn AP, Hessol NA, Padian NS, et al. Risk factors for plasma cell endometritis among women with cervical Neisseria gonorrhoeae, cervical Chlamydia trachomatis, or bacterial vaginosis. Am J Obstet Gynecol 1998; 178:987.

Jacobson L, Weström L. Objectivized diagnosis of acute pelvic inflammatory disease. Diagnostic and prognostic value of routine laparoscopy. Am J Obstet Gynecol 1969; 105:1088.

Wiesenfeld HC, Sweet RL, Ness RB, et al. Comparison of acute and subclinical pelvic inflammatory disease. Sex Transm Dis 2005; 32:400.

Peipert JF, Ness RB, Blume J, et al. Clinical predictors of endometritis in women with symptoms and signs of pelvic inflammatory disease. Am J Obstet Gynecol 2001; 184:856.

Eschenbach DA, Buchanan TM, Pollock HM, et al. Polymicrobial etiology of acute pelvic inflammatory disease. N Engl J Med 1975; 293:166.

Piton S, Marie E, Parmentier JL. [Chlamydia trachomatis perihepatitis (Fitz Hugh-Curtis syndrome). Apropos of 20 cases]. J Gynecol Obstet Biol Reprod (Paris) 1990; 19:447.

Litt IF, Cohen MI. Perihepatitis associated with salpingitis in adolescents. JAMA 1978; 240:1253.

Bolton JP, Darougar S. Perihepatitis. Br Med Bull 1983; 39:159.

Stajano C. La reaccio'n frenich en ginecologia. Semana Méd 1920; 27:243.

Wang SP, Eschenbach DA, Holmes KK, et al. Chlamydia trachomatis infection in Fitz-Hugh-Curtis syndrome. Am J Obstet Gynecol 1980; 138:1034.

Paavonen J, Saikku P, von Knorring J, et al. Association of infection with Chlamydia trachomatis with Fitz-Hugh-Curtis syndrome. J Infect Dis 1981; 144:176.

Moore DE, Spadoni LR, Foy HM, et al. Increased frequency of serum antibodies to Chlamydia trachomatis in infertility due to distal tubal disease. Lancet 1982; 2:574.

Punnonen R, Terho P, Nikkanen V, Meurman O. Chlamydial serology in infertile women by immunofluorescence. Fertil Steril 1979; 31:656.

Wølner-Hanssen P. Silent pelvic inflammatory disease: is it overstated? Obstet Gynecol 1995; 86:321.

Wiesenfeld HC, Hillier SL, Krohn MA, et al. Lower genital tract infection and endometritis: insight into subclinical pelvic inflammatory disease. Obstet Gynecol 2002; 100:456.

Washington AE, Gove S, Schachter J, Sweet RL. Oral contraceptives, Chlamydia trachomatis infection, and pelvic inflammatory disease. A word of caution about protection. JAMA 1985; 253:2246.

Ness RB, Keder LM, Soper DE, et al. Oral contraception and the recognition of endometritis. Am J Obstet Gynecol 1997; 176:580.

Nishino M, Hayakawa K, Iwasaku K, Takasu K. Magnetic resonance imaging findings in gynecologic emergencies. J Comput Assist Tomogr 2003; 27:564.

Bennett GL, Slywotzky CM, Giovanniello G. Gynecologic causes of acute pelvic pain: spectrum of CT findings. Radiographics 2002; 22:785.

Tukeva TA, Aronen HJ, Karjalainen PT, et al. MR imaging in pelvic inflammatory disease: comparison with laparoscopy and US. Radiology 1999; 210:209.

Romosan G, Valentin L. The sensitivity and specificity of transvaginal ultrasound with regard to acute pelvic inflammatory disease: a review of the literature. Arch Gynecol Obstet 2014; 289:705.

Sellors J, Mahony J, Goldsmith C, et al. The accuracy of clinical findings and laparoscopy in pelvic inflammatory disease. Am J Obstet Gynecol 1991; 164:113.

Livengood CH 3rd, Hill GB, Addison WA. Pelvic inflammatory disease: findings during inpatient treatment of clinically severe, laparoscopy-documented disease. Am J Obstet Gynecol 1992; 166:519.

Peipert JF, Boardman LA, Sung CJ. Performance of clinical and laparoscopic criteria for the diagnosis of upper genital tract infection. Infect Dis Obstet Gynecol 1997; 5:291.

Miettinen AK, Heinonen PK, Laippala P, Paavonen J. Test performance of erythrocyte sedimentation rate and C-reactive protein in assessing the severity of acute pelvic inflammatory disease. Am J Obstet Gynecol 1993; 169:1143.

French CE, Hughes G, Nicholson A, et al. Estimation of the rate of pelvic inflammatory disease diagnoses: trends in England, 2000-2008. Sex Transm Dis 2011; 38:158.

Yeh JM, Hook EW 3rd, Goldie SJ. A refined estimate of the average lifetime cost of pelvic inflammatory disease. Sex Transm Dis 2003; 30:369.

Galask RP, Larsen B, Ohm MJ. Vaginal flora and its role in disease entities. Clin Obstet Gynecol 1976; 19:61.

Morré SA, Karimi O, Ouburg S. Chlamydia trachomatis: identification of susceptibility markers for ocular and sexually transmitted infection by immunogenetics. FEMS Immunol Med Microbiol 2009; 55:140.

Ness RB, Kip KE, Hillier SL, et al. A cluster analysis of bacterial vaginosis-associated microflora and pelvic inflammatory disease. Am J Epidemiol 2005; 162:585.

Molander P, Finne P, Sjöberg J, et al. Observer agreement with laparoscopic diagnosis of pelvic inflammatory disease using photographs. Obstet Gynecol 2003; 101:875.

Gaitán H, Angel E, Diaz R, et al. Accuracy of five different diagnostic techniques in mild-to-moderate pelvic inflammatory disease. Infect Dis Obstet Gynecol 2002; 10:171.

Rendtroff RC, Curran JW, Chandler RW, et al. Economic consequences of gonorrhea in women: experience from an Urban hospital. J Am Vener Dis Assoc 1974; 1:40.

Forslin L, Falk V, Danielsson D. Changes in the incidence of acute gonococcal and nongonococcal salpingitis. A five-year study from an urban area of central Sweden. Br J Vener Dis 1978; 54:247.

Mosure DJ, Berman S, Fine D, et al. Genital Chlamydia infections in sexually active female adolescents: do we really need to screen everyone? J Adolesc Health 1997; 20:6.

Scholes D, Stergachis A, Heidrich FE, et al. Prevention of pelvic inflammatory disease by screening for cervical chlamydial infection. N Engl J Med 1996; 334:1362.

National Chlamydia Screening Programme. http://www.chlamydiascreening.nhs.uk/.

Hebb JK, Cohen CR, Astete SG, et al. Detection of novel organisms associated with salpingitis, by use of 16S rDNA polymerase chain reaction. J Infect Dis 2004; 190:2109.

Eschenbach DA, Buchanan TM, Pollock HM, et al. Polymicrobial etiology of acute pelvic inflammatory disease. N Engl J Med 1975; 293:166.

Thompson SE 3rd, Hager WD, Wong KH, et al. The microbiology and therapy of acute pelvic inflammatory disease in hospitalized patients. Am J Obstet Gynecol 1980; 136:179.

Chow AW, Malkasian KL, Marshall JR, Guze LB. The bacteriology of acute pelvic inflammatory disease. Am J Obstet Gynecol 1975; 122:876.

Sweet RL, Draper DL, Hadley WK. Etiology of acute salpingitis: influence of episode number and duration of symptoms. Obstet Gynecol 1981; 58:62.

Soper DE, Brockwell NJ, Dalton HP, Johnson D. Observations concerning the microbial etiology of acute salpingitis. Am J Obstet Gynecol 1994; 170:1008.

Sweet RL, Mills J, Hadley KW, et al. Use of laparoscopy to determine the microbiologic etiology of acute salpingitis. Am J Obstet Gynecol 1979; 134:68.

Stemmer W. Uber die ursachen von eileiterentzundungen. Gentral fur Gynnak 1941; 65:1062.

Leichliter JS, Chandra A, Aral SO. Correlates of self-reported pelvic inflammatory disease treatment in sexually experienced reproductive-aged women in the United States, 1995 and 2006-2010. Sex Transm Dis 2013; 40:413.

Lee NC, Rubin GL, Grimes DA. Measures of sexual behavior and the risk of pelvic inflammatory disease. Obstet Gynecol 1991; 77:425.

Flesh G, Weiner JM, Corlett RC Jr, et al. The intrauterine contraceptive device and acute salpingitis: a multifactor analysis. Am J Obstet Gynecol 1979; 135:402.

Rein MF. Epidemiology of gonococcal infection. In: The Gonococcus, Roberts RB (Ed), Wiley and Sons, New York 1977. p.1.

Westrom, L, Mardh PA. Epidemiology, etiology, and prognosis of acute salpingitis: A study of 1,457 laparoscopically verified cases. In: Nongonococcal Urethritis and Related Diseases, Hobson D, Holmes KK (Eds), Am Soc Microbiol, Washington DC 1977. p.84.

Weström L. Incidence, prevalence, and trends of acute pelvic inflammatory disease and its consequences in industrialized countries. Am J Obstet Gynecol 1980; 138:880.

Sonnenberg P, Clifton S, Beddows S, et al. Prevalence, risk factors, and uptake of interventions for sexually transmitted infections in Britain: findings from the National Surveys of Sexual Attitudes and Lifestyles (Natsal). Lancet 2013; 382:1795.

Jackson SL, Soper DE. Pelvic inflammatory disease in the postmenopausal woman. Infect Dis Obstet Gynecol 1999; 7:248.

Hillis SD, Nakashima A, Marchbanks PA, et al. Risk factors for recurrent Chlamydia trachomatis infections in women. Am J Obstet Gynecol 1994; 170:801.

Weström L. Effect of acute pelvic inflammatory disease on fertility. Am J Obstet Gynecol 1975; 121:707.

Eschenbach DA, Harnisch JP, Holmes KK. Pathogenesis of acute pelvic inflammatory disease: role of contraception and other risk factors. Am J Obstet Gynecol 1977; 128:838.

Ness RB, Randall H, Richter HE, et al. Condom use and the risk of recurrent pelvic inflammatory disease, chronic pelvic pain, or infertility following an episode of pelvic inflammatory disease. Am J Public Health 2004; 94:1327.

Gavin L, MacKay AP, Brown K, et al. Sexual and reproductive health of persons aged 10-24 years - United States, 2002-2007. MMWR Surveill Summ 2009; 58:1.

Louv WC, Austin H, Perlman J, Alexander WJ. Oral contraceptive use and the risk of chlamydial and gonococcal infections. Am J Obstet Gynecol 1989; 160:396.

Rubin GL, Ory HW, Layde PM. Oral contraceptives and pelvic inflammatory disease. Am J Obstet Gynecol 1982; 144:630.

Ness RB, Keder LM, Soper DE, et al. Oral contraception and the recognition of endometritis. Am J Obstet Gynecol 1997; 176:580.

Wølner-Hanssen P, Svensson L, Mårdh PA, Weström L. Laparoscopic findings and contraceptive use in women with signs and symptoms suggestive of acute salpingitis. Obstet Gynecol 1985; 66:233.

Lee NC, Rubin GL, Borucki R. The intrauterine device and pelvic inflammatory disease revisited: new results from the Women's Health Study. Obstet Gynecol 1988; 72:1.

Grimes DA. Intrauterine device and upper-genital-tract infection. Lancet 2000; 356:1013.

Workowski KA, Bolan GA, Centers for Disease Control and Prevention. Sexually transmitted diseases treatment guidelines, 2015. MMWR Recomm Rep 2015; 64:1.

Altunyurt S, Demir N, Posaci C. A randomized controlled trial of coil removal prior to treatment of pelvic inflammatory disease. Eur J Obstet Gynecol Reprod Biol 2003; 107:81.

Lee YC, Min D, Holcomb K, et al. Computed tomography guided core needle biopsy diagnosis of pelvic actinomycosis. Gynecol Oncol 2000; 79:318.

Hall V, Talbot PR, Stubbs SL, Duerden BI. Identification of clinical isolates of actinomyces species by amplified 16S ribosomal DNA restriction analysis. J Clin Microbiol 2001; 39:3555.

Fleury FJ. Adult vaginitis. Clin Obstet Gynecol 1981; 24:407.

Ness RB, Hillier SL, Kip KE, et al. Bacterial vaginosis and risk of pelvic inflammatory disease. Obstet Gynecol 2004; 104:761.

Workowski KA, Bolan GA, Centers for Disease Control and Prevention. Sexually transmitted diseases treatment guidelines, 2015. MMWR Recomm Rep 2015; 64:1.

Soper DE. Pelvic inflammatory disease. Obstet Gynecol 2010; 116:419.

Yeh JM, Hook EW 3rd, Goldie SJ. A refined estimate of the average lifetime cost of pelvic inflammatory disease. Sex Transm Dis 2003; 30:369.

Trent M, Haggerty CL, Jennings JM, et al. Adverse adolescent reproductive health outcomes after pelvic inflammatory disease. Arch Pediatr Adolesc Med 2011; 165:49.

Camus E, Poncelet C, Goffinet F, et al. Pregnancy rates after in-vitro fertilization in cases of tubal infertility with and without hydrosalpinx: a meta-analysis of published comparative studies. Hum Reprod 1999; 14:1243.

Kawwass JF, Crawford S, Kissin DM, et al. Tubal factor infertility and perinatal risk after assisted reproductive technology. Obstet Gynecol 2013; 121:1263.

Ness RB, Soper DE, Holley RL, et al. Effectiveness of inpatient and outpatient treatment strategies for women with pelvic inflammatory disease: results from the Pelvic Inflammatory Disease Evaluation and Clinical Health (PEACH) Randomized Trial. Am J Obstet Gynecol 2002; 186:929.

Weström L. Effect of acute pelvic inflammatory disease on fertility. Am J Obstet Gynecol 1975; 121:707.

Haggerty CL, Peipert JF, Weitzen S, et al. Predictors of chronic pelvic pain in an urban population of women with symptoms and signs of pelvic inflammatory disease. Sex Transm Dis 2005; 32:293.

Cates W Jr, Joesoef MR, Goldman MB. Atypical pelvic inflammatory disease: can we identify clinical predictors? Am J Obstet Gynecol 1993; 169:341.

Wiesenfeld HC, Hillier SL, Meyn LA, et al. Subclinical pelvic inflammatory disease and infertility. Obstet Gynecol 2012; 120:37.

Weström L, Joesoef R, Reynolds G, et al. Pelvic inflammatory disease and fertility. A cohort study of 1,844 women with laparoscopically verified disease and 657 control women with normal laparoscopic results. Sex Transm Dis 1992; 19:185.

Svenstrup HF, Fedder J, Kristoffersen SE, et al. Mycoplasma genitalium, Chlamydia trachomatis, and tubal factor infertility--a prospective study. Fertil Steril 2008; 90:513.

Ness RB, Soper DE, Richter HE, et al. Chlamydia antibodies, chlamydia heat shock protein, and adverse sequelae after pelvic inflammatory disease: the PID Evaluation and Clinical Health (PEACH) Study. Sex Transm Dis 2008; 35:129.

Hillis SD, Joesoef R, Marchbanks PA, et al. Delayed care of pelvic inflammatory disease as a risk factor for impaired fertility. Am J Obstet Gynecol 1993; 168:1503.

Weström L. Incidence, prevalence, and trends of acute pelvic inflammatory disease and its consequences in industrialized countries. Am J Obstet Gynecol 1980; 138:880.

Lepine LA, Hillis SD, Marchbanks PA, et al. Severity of pelvic inflammatory disease as a predictor of the probability of live birth. Am J Obstet Gynecol 1998; 178:977.

Quintar AA, Mukdsi JH, del Valle Bonaterra M, et al. Increased expression of uteroglobin associated with tubal inflammation and ectopic pregnancy. Fertil Steril 2008; 89:1613.

Lin HW, Tu YY, Lin SY, et al. Risk of ovarian cancer in women with pelvic inflammatory disease: a population-based study. Lancet Oncol 2011; 12:900.

Seidman JD, Sherman ME, Bell KA, et al. Salpingitis, salpingoliths, and serous tumors of the ovaries: is there a connection? Int J Gynecol Pathol 2002; 21:101.

Risch HA, Howe GR. Pelvic inflammatory disease and the risk of epithelial ovarian cancer. Cancer Epidemiol Biomarkers Prev 1995; 4:447.

Trautmann GM, Kip KE, Richter HE, et al. Do short-term markers of treatment efficacy predict long-term sequelae of pelvic inflammatory disease? Am J Obstet Gynecol 2008; 198:30.e1.

Trent M, Bass D, Ness RB, Haggerty C. Recurrent PID, subsequent STI, and reproductive health outcomes: findings from the PID evaluation and clinical health (PEACH) study. Sex Transm Dis 2011; 38:879.

Ness RB, Randall H, Richter HE, et al. Condom use and the risk of recurrent pelvic inflammatory disease, chronic pelvic pain, or infertility following an episode of pelvic inflammatory disease. Am J Public Health 2004; 94:1327.

Wølner-Hanssen P, Eschenbach DA, Paavonen J, et al. Decreased risk of symptomatic chlamydial pelvic inflammatory disease associated with oral contraceptive use. JAMA 1990; 263:54.

Spinillo A, Gorini G, Piazzi G, et al. The impact of oral contraception on chlamydial infection among patients with pelvic inflammatory disease. Contraception 1996; 54:163.

www.ingramcontent.com/pod-product-compliance
Lightning Source LLC
Chambersburg PA
CBHW070414190526
45169CB00003B/1247